身边的科学真好玩

黏液，
恶心的朋友

You Wouldn't Want to Live Without Snot!

第4辑

U0396073

[英] 亚历克斯·伍尔夫　文
[英] 大卫·安契姆　图
白洁　译

时代出版传媒股份有限公司
安徽科学技术出版社

[皖] 版贸登记号:12161627

图书在版编目(CIP)数据

黏液,恶心的朋友 /(英)亚历克斯·伍尔夫文;(英)大卫·安契姆图;白洁译. --合肥:安徽科学技术出版社,2017.4(2020.9 重印)
(身边的科学真好玩)
ISBN 978-7-5337-7083-9

Ⅰ.①黏…　Ⅱ.①亚…　②大…　③白…　Ⅲ.①人体-儿童读物　Ⅳ.①R32-49

中国版本图书馆 CIP 数据核字(2016)第 303006 号

黏液,恶心的朋友　[英]亚历克斯·伍尔夫　文　[英]大卫·安契姆　图　白　洁　译

出 版 人:丁凌云　　　　选题策划:张　雯　　　　责任编辑:张　雯
责任校对:陈会兰　　　　责任印制:廖小青　　　　封面设计:武　迪
出版发行:时代出版传媒股份有限公司　http://www.press-mart.com
　　　　　安徽科学技术出版社　　　　　http://www.ahstp.net
　　　　　(合肥市政务文化新区翡翠路 1118 号出版传媒广场,邮编:230071)
　　　　　电话:(0551)63533330
印　　制:合肥华云印务有限责任公司　　　电话:(0551)63418899
(如发现印装质量问题,影响阅读,请与印刷厂商联系调换)

开本:787×1092　1/16　　　印张:2.5　　　　字数:40 千
版次:2020 年 9 月第 3 次印刷

ISBN 978-7-5337-7083-9　　　　　　　　　　　定价:15.00 元

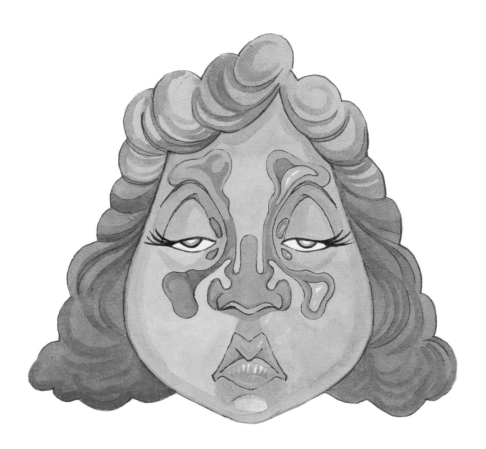

黏液大事年表

约公元前460年—公元前370

古希腊著名医生、西方"医学之父"希波克拉底提出：人的健康基于包括黏液在内的四种体液。

1785年

法国国王路易十六颁布了一项法令，禁止任何人携带的手帕比他的大。

1924年

金佰利公司推出了世界上第一张一次性面巾纸。

公元750年

在西方，人们逐渐形成一种习惯：在别人打喷嚏后说"上帝保佑你"。

1922年

亚历山大·弗莱明发现鼻涕中含有一种叫作溶菌酶的物质，这种物质能够杀菌。

公元10世纪

阿拉伯学者伊本·法德兰记述了北欧斯堪的纳维亚人（也译作"维京人"）在清晨将鼻涕擤到一碗水中的习惯。

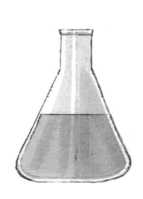

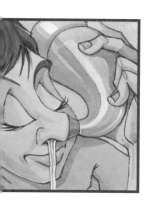

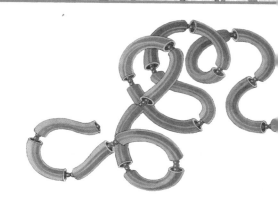

1972年

起源于古印度的洗鼻器开始在美国市场上销售。

2013年

科学家们在黏液中发现了可以杀菌的微生物。

1932年

波兰医生艾尔弗雷德·拉斯基维奇用冲洗鼻腔的办法来处理鼻涕过多的问题。

1938年

美国医生多萝西·安德森发现囊性纤维化症。

2015年

科学家们发现了一种修复损坏的黏蛋白的办法,黏蛋白是黏液中最重要的组成部分。

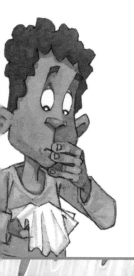

1999年

科学家们发现了人体内导致黏液大量分泌的原因。

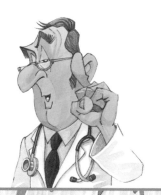

我们体内的黏液

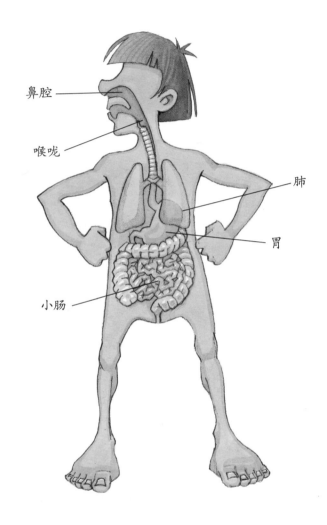

鼻腔

喉咙

肺

胃

小肠

鼻涕是鼻腔里一种又黏又滑的东西。它由黏液组成。除了鼻腔以外，我们体内的很多地方都会产生黏液，比如，在喉咙和肺里产生的，我们称为痰，在胃和小肠里的就叫黏液。本书将介绍我们体内各种类型的黏液，看看它们有什么作用。我们也会了解一些动物是如何利用黏液的。

作者简介

作者：

亚历克斯·伍尔夫，曾在英格兰埃塞克斯大学学习历史。他创作了60多部童书，不少是历史题材，其中包括《震惊世界的日子：萨拉热窝谋杀事件》《图片中的历史：一战影像》等。

插图画家：

大卫·安契姆，1958年出生于英格兰南部城市布莱顿。他曾就读于伊斯特本艺术学院，在广告界从业了15年，后来成为全职艺术工作者。他为大量非小说类童书绘制过插图。

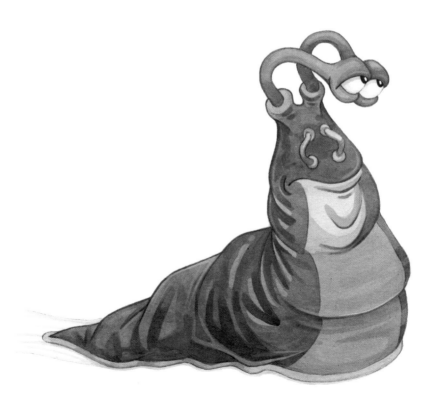

目　录

导　读

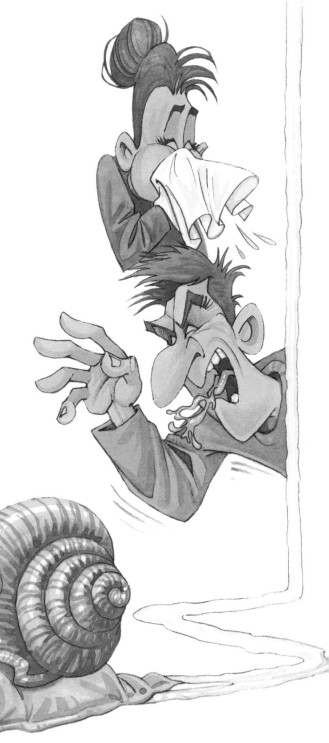

　　你有没有想过我们的体内为什么会产生黏液？如果没有黏液，身体内部不但会非常干燥，而且我们吃进去的食物也会很难消化。没有黏液，我们会很容易生病，因为黏液能阻止我们吸入空气里的灰尘。没有黏液，我们闻到的气味也会不同。科学家认为，黏液中的化学物质能捕捉气味并将它们传送到鼻子内的嗅觉神经末梢上。

　　那么，到底什么是黏液呢？黏液和鼻涕一样吗？为什么我们感冒的时候会有大量的鼻涕呢？我们在这本书里将回答这些问题。我们还会一起看看动物的黏液是如何起作用的。你或许会觉得黏液很恶心，但是你真的离不开它呢。

什么是黏液？

黏液是人和动物体内产生的一种又黏又滑的东西。它大部分是水，也含有盐、组织细胞及一种叫作黏蛋白的化学物质。黏液是由一种薄薄一层的组织——黏膜分泌的。黏膜覆盖在体内可以通向外界的器官的内侧，比如，嘴巴和鼻子的内部、喉咙等。黏液可以保护身体这些器官的表面，防止它们变干，就像机器里的油一样起到润滑的作用。没有油，机器就会卡住，不能运转了。

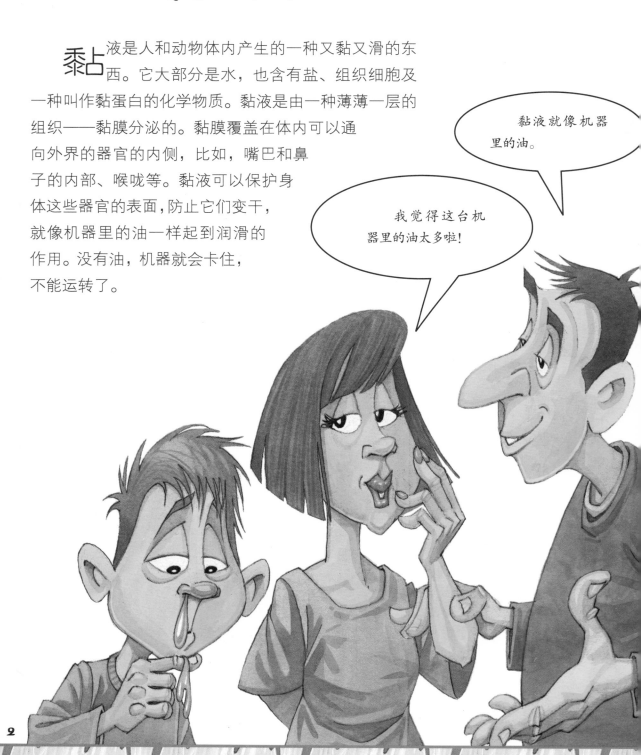

黏液就像机器里的油。

我觉得这台机器里的油太多啦！

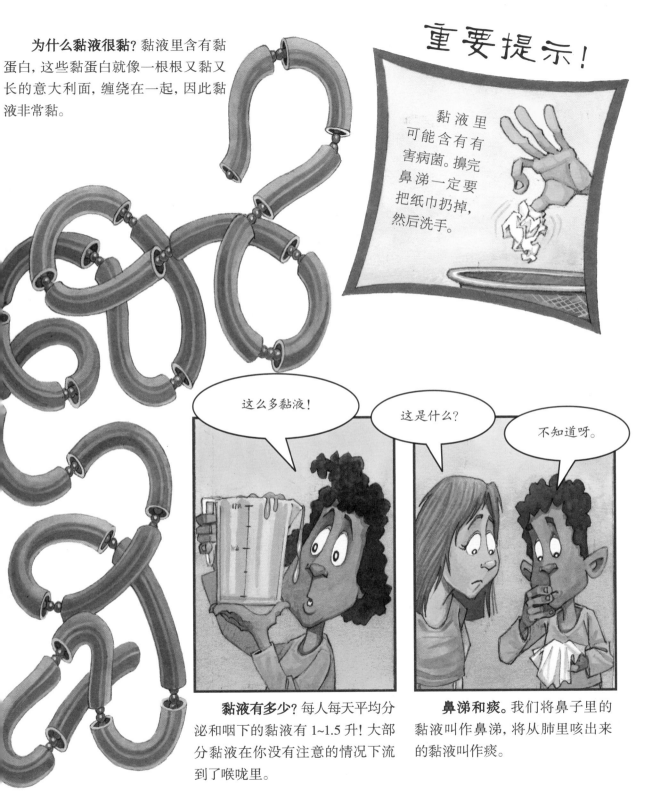

为什么黏液很黏？黏液里含有黏蛋白，这些黏蛋白就像一根根又黏又长的意大利面，缠绕在一起，因此黏液非常黏。

重 要 提 示！

黏液里可能含有有害病菌。擤完鼻涕一定要把纸巾扔掉，然后洗手。

> 这么多黏液！

> 这是什么？

> 不知道呀。

黏液有多少？ 每人每天平均分泌和咽下的黏液有 1~1.5 升！大部分黏液在你没有注意的情况下流到了喉咙里。

鼻涕和痰。 我们将鼻子里的黏液叫作鼻涕，将从肺里咳出来的黏液叫作痰。

黏液如何保护我们？

除了保持体内湿润外，黏液还能保护我们。我们吸进体内的空气含有不少潜在的有害物质，如灰尘、细菌、花粉等。如果这些东西都进入肺里，我们就要生病了——肺部可能因此感染，导致我们呼吸困难。而气管表面的黏液能阻止这些脏东西的侵入。黏液又黏又厚，可以将尘土粘住，就像苍蝇贴纸粘住苍蝇那样。黏液将这些脏东西粘在我们的鼻腔里，避免其进入肺里。

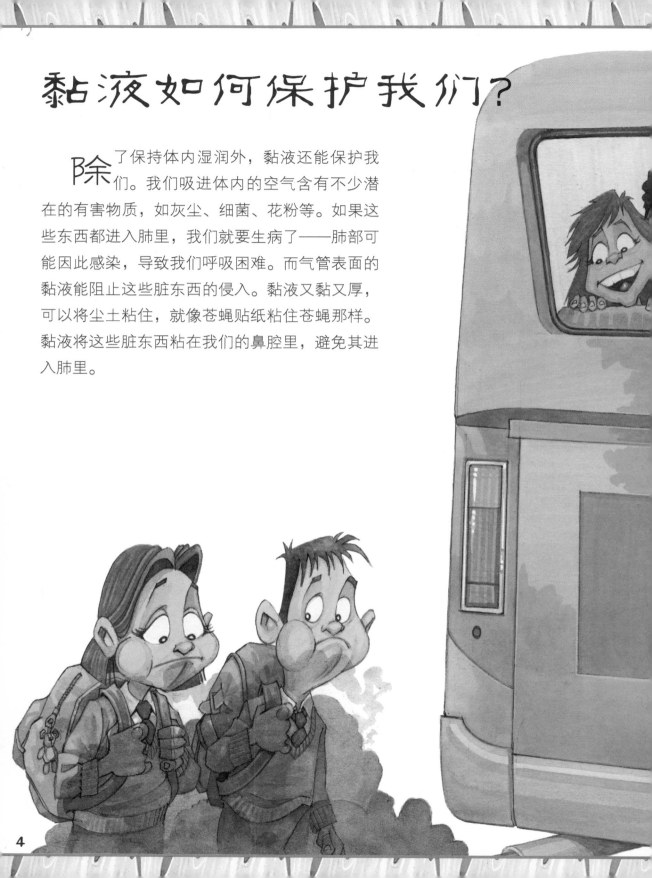

应对灰尘

1. 我们的气管壁上排列着一层叫作纤毛的细小绒毛，这些纤毛上面覆盖着黏液。任何进入体内的灰尘都会被这些黏液粘住。

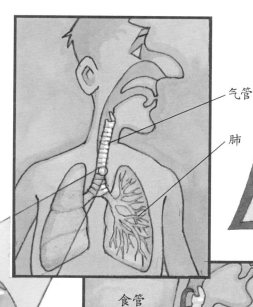

气管

肺

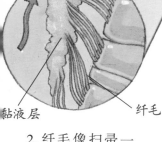

黏液层

纤毛

2. 纤毛像扫帚一样来回扫动，将黏液向喉咙的方向扫去。

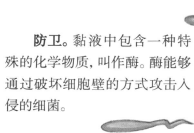

食管

胃

重要提示！

为了避免病菌传播，打喷嚏时记得挡住嘴巴和鼻子。

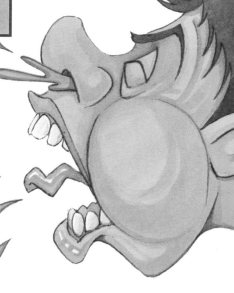

3. 黏液及其中包裹的细菌通过喉咙进入胃里。胃里的胃酸可以杀死这些细菌。

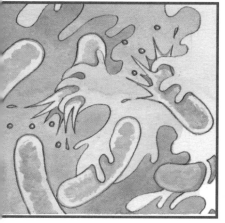

防卫。黏液中包含一种特殊的化学物质，叫作酶。酶能够通过破坏细胞壁的方式攻击入侵的细菌。

咳嗽和打喷嚏。有时，黏液和纤毛不能抵抗所有的入侵者，于是我们的身体就会换一种防卫的方式——咳嗽或者打喷嚏。

什么是鼻涕和痰？

鼻涕是一种变干的鼻腔黏液。鼻黏液由鼻道中的杯状细胞和黏液腺分泌。它是怎么变干的？当我们吸气时，尤其是在冬天，就会吸进干燥的空气，从而形成鼻涕，这是鼻涕形成的一种方式。此外，当鼻黏液包裹空气中的颗粒时，也会形成鼻涕。鼻黏液在这些颗粒周围变干、变硬，有点类似在河蚌体内的沙子周围形成珍珠的情况。鼻黏液要做的正是裹住颗粒。所以，如果鼻子里有鼻涕，恰恰说明我们的鼻子一切正常。

鼻涕颜色对照表。 鼻涕的颜色可以反映我们的健康状况，说出身体里的小秘密。对照下图看一看。

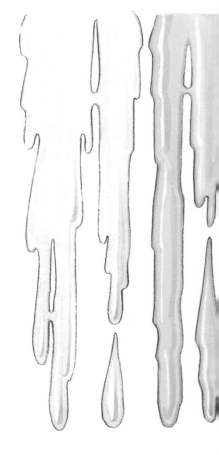

> 鼻涕可能又硬又脆……

> 也可能又黏又滑！

白色鼻涕： 多半出现在鼻塞的时候。鼻腔里感染的毛细血管减缓了鼻涕的流动，于是鼻涕逐渐失去水分。

黄色鼻涕： 感冒啦！血液中的白细胞正冲向感染的区域。

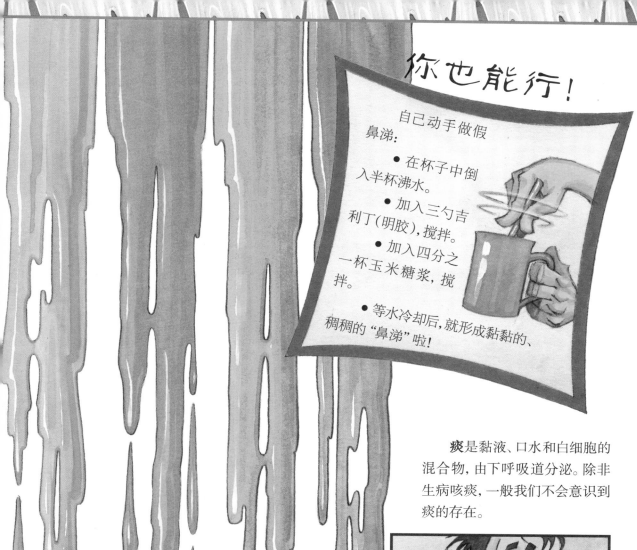

你也能行!

自己动手做假鼻涕:

- 在杯子中倒入半杯沸水。
- 加入三勺吉利丁(明胶),搅拌。
- 加入四分之一杯玉米糖浆,搅拌。
- 等水冷却后,就形成黏黏的、稠稠的"鼻涕"啦!

痰是黏液、口水和白细胞的混合物,由下呼吸道分泌。除非生病咳痰,一般我们不会意识到痰的存在。

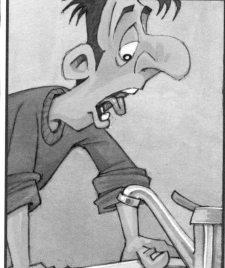

绿色鼻涕:身体里的免疫系统正在全力抗击。大量死亡的白细胞使鼻涕变绿且十分黏稠。

粉色或红色鼻涕:鼻腔中的毛细血管破裂了,或许是因为擤得太多了,也可能是抠鼻孔抠破的。

棕色鼻涕:大概吸进了不少灰尘。

黑色鼻涕:这是严重真菌感染的表现。得赶紧看医生。

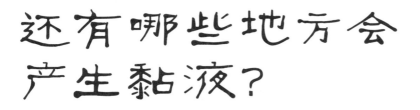

还有哪些地方会产生黏液?

说到黏液，我们大多会想到鼻涕和痰，但我们身体的其他部位也会产生黏液。比如，早晨我们醒来时会发现眼角处有硬硬的东西，我们称之为"眼屎"，它的学名叫"眵"，这里面就含有黏液。眼屎中的黏液是由覆盖在眼球表面和眼睑内部的结膜产生的。此外，鼻窦和口腔也会产生黏液。

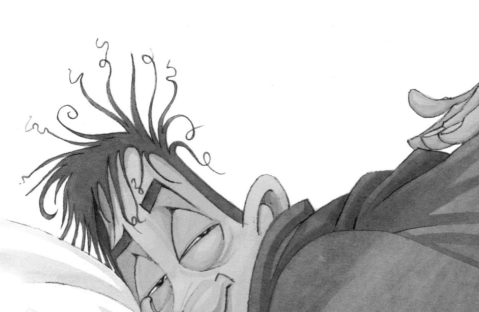

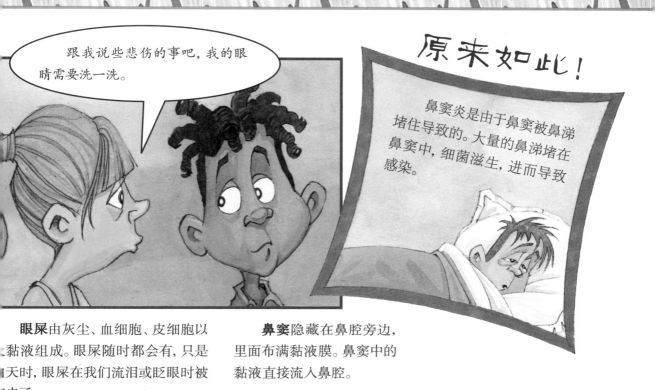

跟我说些悲伤的事吧，我的眼睛需要洗一洗。

鼻窦炎是由于鼻窦被鼻涕堵住导致的。大量的鼻涕堵在鼻窦中，细菌滋生，进而导致感染。

眼屎由灰尘、血细胞、皮细胞以及黏液组成。眼屎随时都会有，只是白天时，眼屎在我们流泪或眨眼时被带走了。

鼻窦隐藏在鼻腔旁边，里面布满黏液膜。鼻窦中的黏液直接流入鼻腔。

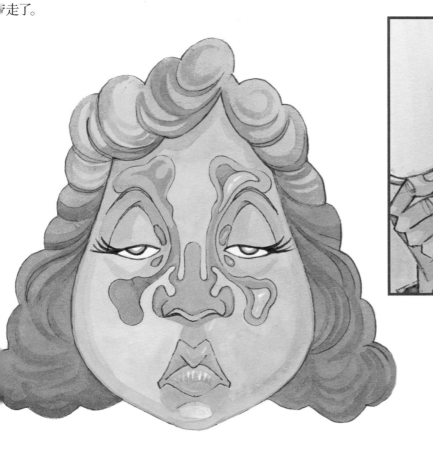

口腔黏液。如果我们的口腔内不产生黏液，口腔就会变得非常干。我们就会很难咽下食物。

黏液能帮助
我们消化食物吗？

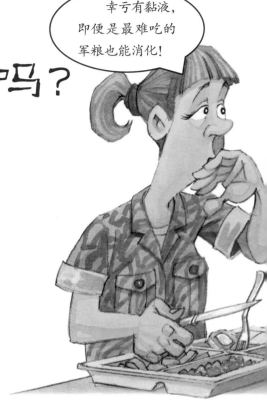

幸亏有黏液，即便是最难吃的军粮也能消化！

黏液在我们消化系统中扮演着很重要的角色。实际上，从口腔到肛门的整个消化道内都布满黏液膜。口腔中的黏液与唾液混合以便我们咽下食物，这是消化过程的第一步。滑溜溜的黏液使食物经过消化道的过程更加顺畅。同时，黏液也起到一种保护作用，免得消化道被食物刮伤或划破。

消化系统

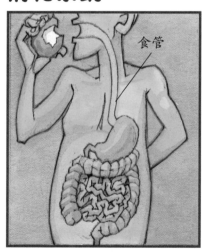

1.**食管**：食管是将食物从口腔运输到胃里的通道，食管壁上布满了黏液。

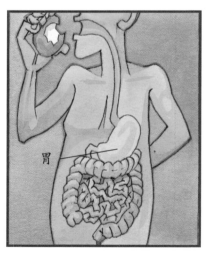

2.**胃**：胃的内壁上有一层厚厚的黏液，防止胃被用来消化食物的胃酸侵蚀。

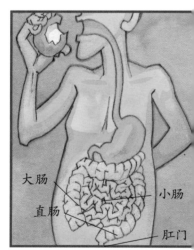

3.**肠道**：肠道内侧也有黏液，它们保护肠道不被细菌感染。这些黏液会随着便便被排出来。

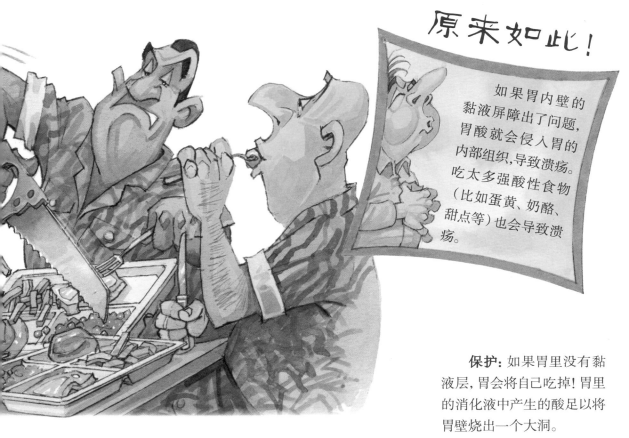

原来如此！

如果胃内壁的黏液屏障出了问题，胃酸就会侵入胃的内部组织，导致溃疡。吃太多强酸性食物（比如蛋黄、奶酪、甜点等）也会导致溃疡。

保护： 如果胃里没有黏液层，胃会将自己吃掉！胃里的消化液中产生的酸足以将胃壁烧出一个大洞。

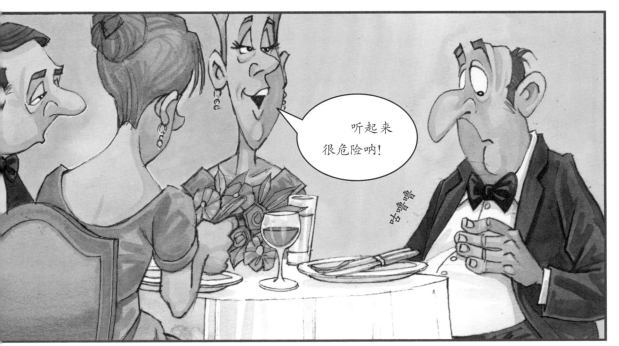

无法承受之多？

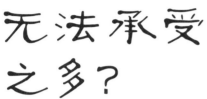

气管里的黏液层有时会允许一些入侵的颗粒进入身体，不然气管里就会被各种各样的颗粒物塞满啦。这些入侵的颗粒可能是细菌或是病毒，会导致感染；也可能是花粉之类的致敏原，会对肺产生刺激。我们的身体会因此产生更多的黏液来对付这些入侵者。通常，这种黏液也就是鼻涕，是清亮的，而且会流个不停。但当身体要抵御病菌时，它分泌的鼻涕就会变得黏稠，颜色也会变成白色、黄色，甚至绿色。

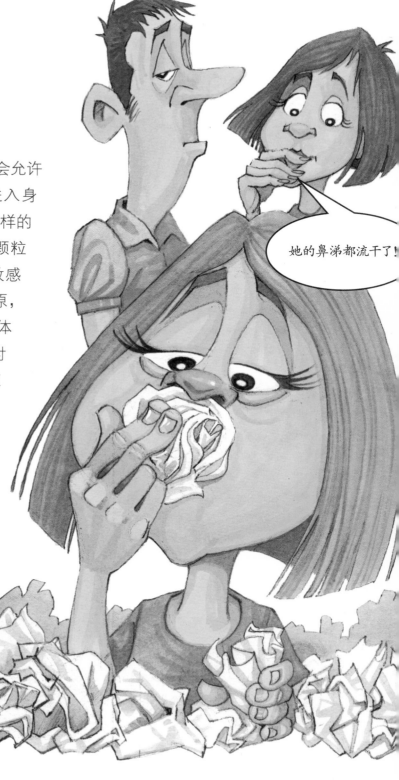

她的鼻涕都流干了！

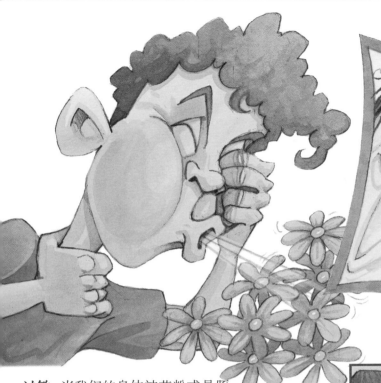

感冒通常是由病毒入侵鼻子或咽喉的内部开始的。这些部位会因此感染。我们体内的免疫系统会用白细胞和大量的黏液对付这些病菌。

过敏。当我们的身体被花粉或是豚草（一种会使人严重过敏的草本植物）等致敏原入侵，血液中的白细胞就会释放一种叫作组胺的物质，这种物质会令我们打喷嚏、瘙痒、流鼻涕等。

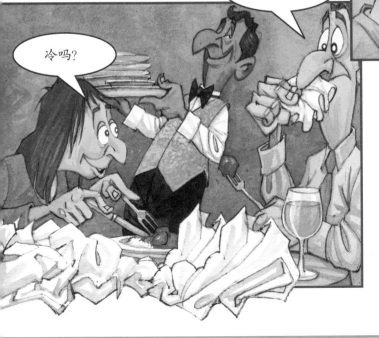

冷吗？

不冷，热！

囊性纤维化病。患这种病的人产生的痰液又黏又稠。肺部的纤毛无法将痰液通过咽喉排出体外，于是痰液就堵在了肺里，导致病人呼吸困难。一种叫作雾化器的特殊仪器能够稀释痰液，使痰液更容易被咳出。

辛辣食物。当我们吃很辣的东西时，可能会不由自主地流鼻涕。这种鼻涕一般像水。这种机体反应叫作味觉性鼻炎。

如何消除黏液？

当身体产生大量黏液，特别是又浓又黏的那种黏液时，肯定让人很不舒服——总有一种被堵住的感觉，吃东西尝不出味道，更要命的是，当你讲话时，别人都听不懂你在说什么！拼命擤鼻涕除了会使鼻腔内的血管感染外，一点用也没有。到了晚上尤其难受，因为躺下后鼻子堵得更厉害。该怎么办呢？可以吃药，或者用洗鼻器冲洗鼻子以缓解不适。

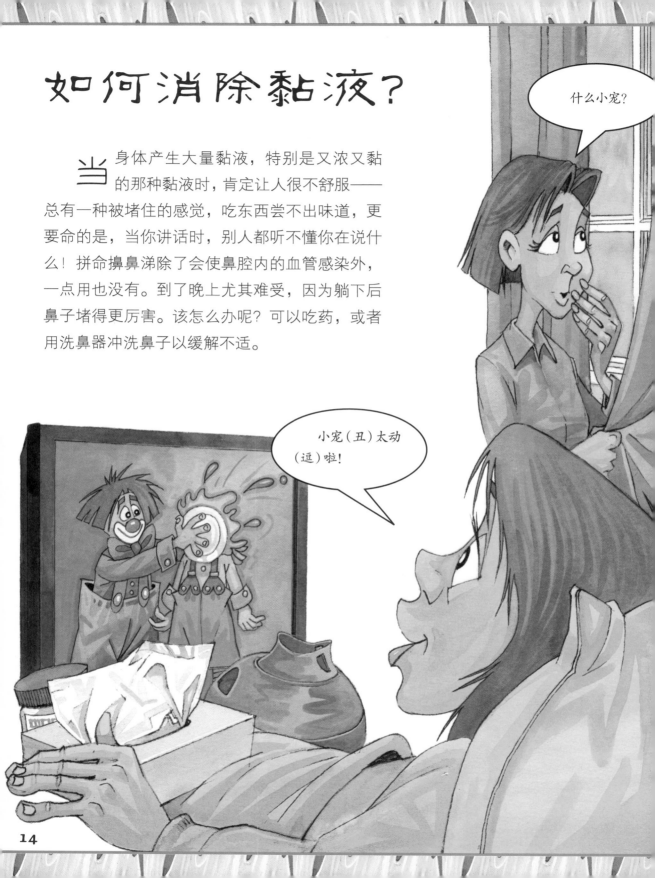

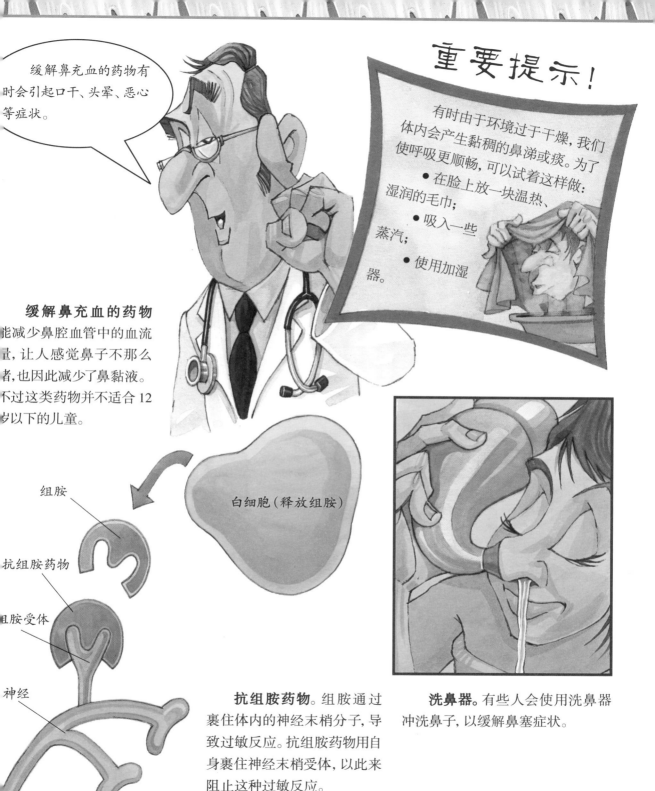

缓解鼻充血的药物有时会引起口干、头晕、恶心等症状。

重要提示！

有时由于环境过于干燥，我们体内会产生黏稠的鼻涕或痰。为了使呼吸更顺畅，可以试着这样做：
- 在脸上放一块温热、湿润的毛巾；
- 吸入一些蒸汽；
- 使用加湿器。

缓解鼻充血的药物 能减少鼻腔血管中的血流量，让人感觉鼻子不那么堵，也因此减少了鼻黏液。不过这类药物并不适合12岁以下的儿童。

组胺

白细胞（释放组胺）

抗组胺药物

组胺受体

神经

抗组胺药物。组胺通过裹住体内的神经末梢分子，导致过敏反应。抗组胺药物用自身裹住神经末梢受体，以此来阻止这种过敏反应。

洗鼻器。有些人会使用洗鼻器冲洗鼻子，以缓解鼻塞症状。

15

鼻涕虫和蜗牛为什么会产生黏液？

我们可能看过鼻涕虫和蜗牛留下的黏黏的湿滑的痕迹。事实上，它们分泌的这种物质正是一种黏液，它的作用可不容小觑。黏液包裹它们的全身，避免它们被太阳晒干。黏液也能帮助移动，使它们爬上垂直的墙面。它们甚至能将一段黏液当成蹦极绳，帮助自己从高处下来。鼻涕虫和蜗牛也会利用黏液躲避捕食者、避免感染、保持体温，以及给自己带路。

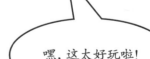

嘿，这太好玩啦！

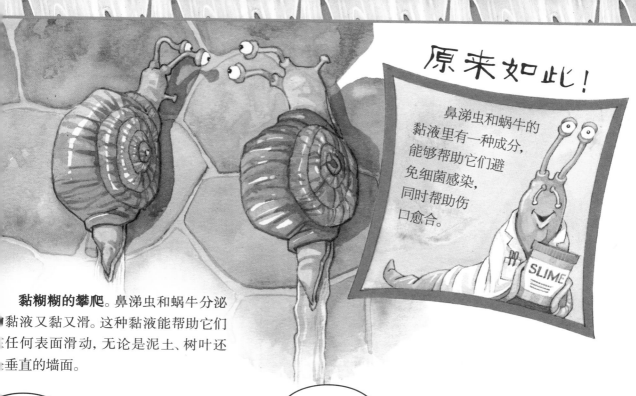

原来如此！

鼻涕虫和蜗牛的黏液里有一种成分，能够帮助它们避免细菌感染，同时帮助伤口愈合。

黏糊糊的攀爬。鼻涕虫和蜗牛分泌的黏液又黏又滑。这种黏液能帮助它们在任何表面滑动，无论是泥土、树叶还是垂直的墙面。

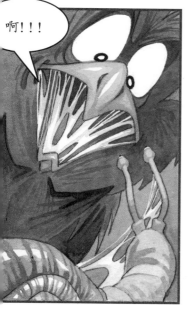

口感奇差！鼻涕虫和蜗牛身上裹着的黏液口感奇差，因此鸟儿从不吃它们。一旦有鸟儿啄一口，它的嘴会立刻被黏液粘住。

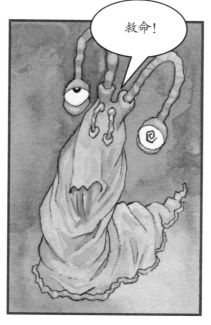

黏液不足。如果鼻涕虫不再分泌黏液了，它就不但无法移动，而且不久后会干瘪，直至死掉。

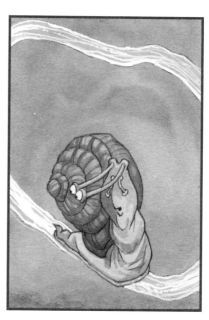

沿着黏液走。鼻涕虫和蜗牛通常会沿着自己或是其他同类留下的痕迹走，这有助于它们找到食物或伴侣，还能帮助它们回家。

哪些动物用黏液自卫?

一些动物用黏液保护自己免于被捕食者吃掉。最典型的例子就是盲鳗,如果鲨鱼或其他捕食者想吃它,它就会弹出一堆果冻一样的黏浆,裹住袭击者的嘴和鳃。这种黏浆里不仅有黏液,还含有柔软却极富韧性的纤维。这些纤维最长可达15厘米,它们将黏浆包裹住,形成一张黏稠的网。盲鳗没有下颌,因此这些黏浆就成了它最好的自卫武器。

哇,太恶心了,这个看起来好像不能吃!

接招!

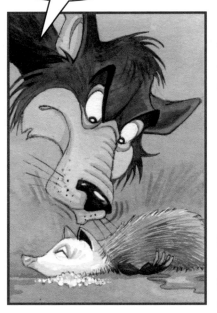

负鼠: 当负鼠受到威胁时,它会倒地,口吐泡沫,身子下面淌出一摊奇臭的绿色黏液。通常捕食者会误认为这只负鼠死了。

墨汁防御: 当章鱼或乌贼被捕食者追踪时,它会突然喷出一大团黑色的液体,以分散捕食者的注意力,趁机逃跑。这些墨汁中含有黏液和黑色素。

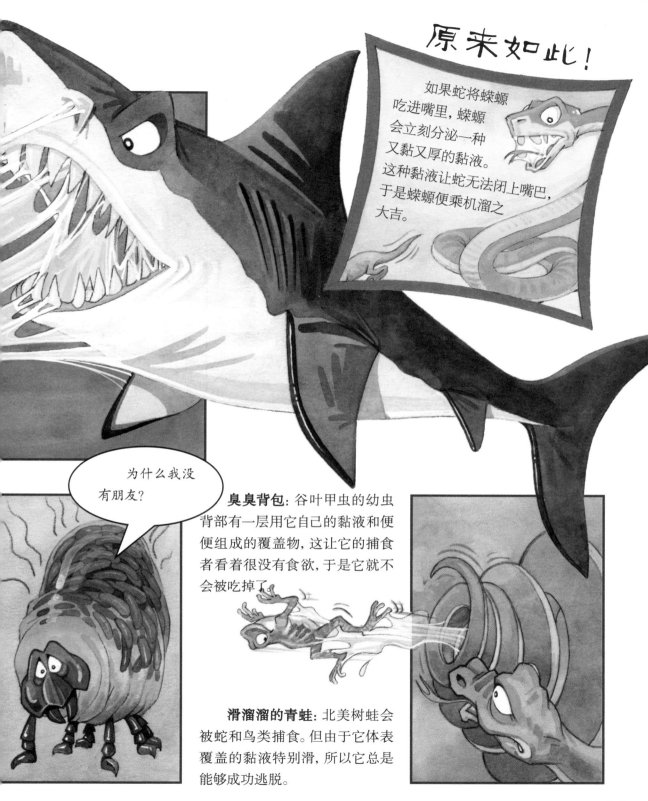

原来如此！

如果蛇将蝾螈吃进嘴里，蝾螈会立刻分泌一种又黏又厚的黏液。这种黏液让蛇无法闭上嘴巴，于是蝾螈便乘机溜之大吉。

为什么我没有朋友？

臭臭背包：谷叶甲虫的幼虫背部有一层用它自己的黏液和便便组成的覆盖物，这让它的捕食者看着很没有食欲，于是它就不会被吃掉了。

滑溜溜的青蛙：北美树蛙会被蛇和鸟类捕食。但由于它体表覆盖的黏液特别滑，所以它总是能够成功逃脱。

哪些动物用黏液避险？

你能想象睡在用自己的黏液做成的床里吗？鹦嘴鱼正是这样。每天晚上，鹦嘴鱼会在睡前吐出一层黏液把自己包裹起来。它为什么要这么做？现在还不是特别清楚，不过科学家们猜测鹦嘴鱼这样做是为了躲避寄生虫。白天时，清道夫鱼会将鹦嘴鱼身上的寄生虫统统清扫干净，但到了晚上，这些清道夫鱼都睡觉了，鹦嘴鱼不得不做一个黏糊糊的睡袋，这样不但能避免自己被寄生虫咬，而且可以睡得踏实，就像我们用蚊帐一样。

青蛙：有些青蛙会用身上的死皮和黏液给自己做一个茧，以便在极度干燥、炎热的天气使身体保持湿润。

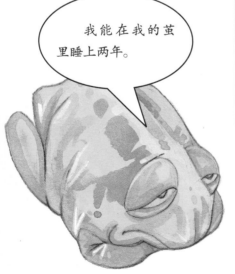

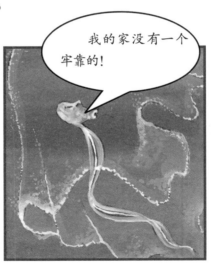

黏液房子：一些微小的海洋生物，比如幼形动物，住在用自己的黏液结成的网里。它们靠捕获落在网里的有机颗粒为食，不过这些网很快就结到一起了，以致它们不得不重新建一个房子。

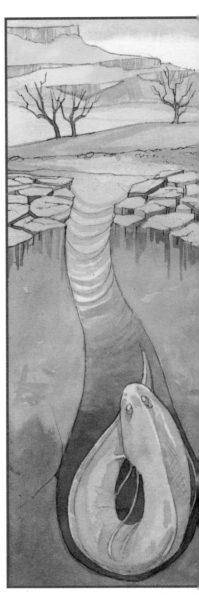

非洲肺鱼：这种像鳗鱼一样的鱼类生活在浅水滩中。在炎热的夏季，当溪流干涸时，它们睡在位于河床下的淤泥洞穴里，将黏液裹满全身。

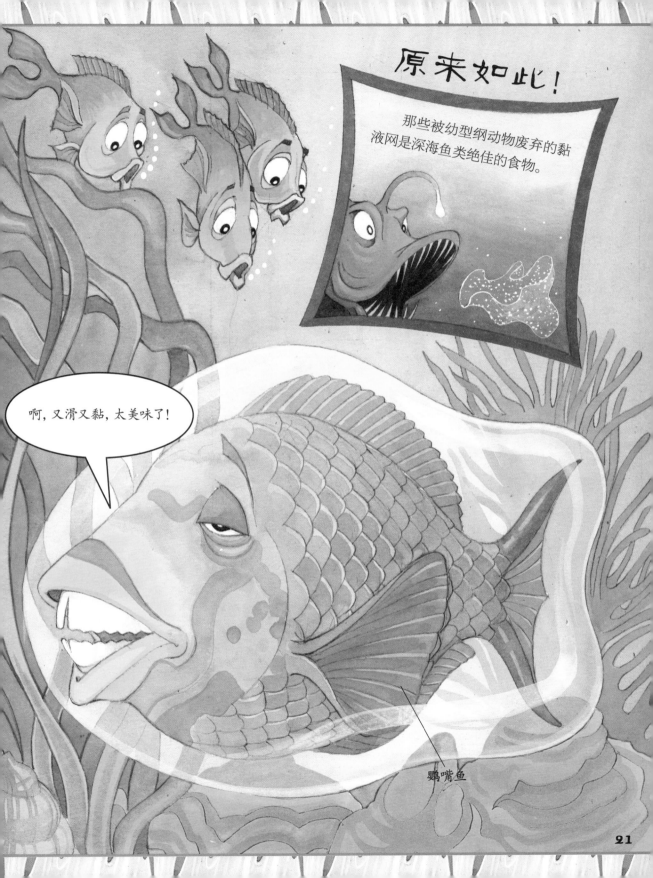

原来如此！

那些被幼型纲动物废弃的黏液网是深海鱼类绝佳的食物。

啊，又滑又黏，太美味了！

鹦嘴鱼

动物们还会如何使用黏液？

黏液是一种奇妙的物质，每种动物都有不同的运用方式。它们通过黏液移动、捕猎、保持清洁、呼吸，以及保持凉爽。一些动物甚至用黏液哺育后代。比如，亚马孙河流域的七彩神仙鱼，一旦将鱼苗孵化出来，它们就会分泌一种特殊的黏液。在接下来的三个星期里，鱼宝宝们就会一点点地啃父母体表的黏液。在这期间，黏液会改变成分，为鱼宝宝们提供足够的营养。

我必须做更多的黏液！

清理的时间到了！

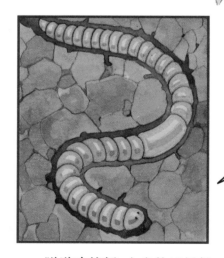

隧道建筑师：大多数蚯蚓都会分泌一种黏液，以帮助它们在泥土中穿行。蚯蚓的黏液可以使它们所穿行的隧道周围的土壤更坚固，防止塌方。

珊瑚会在体表生成一种黏糊糊的液体，用来保护自己不被大海中的碎屑伤害。当黏液上粘有足够多的碎屑时，珊瑚会褪下这一黏液层，再生成新的一层。

保持凉爽：在炎热干燥的夏季，青蛙会在体表分泌更多的黏液，以锁住体表的水分，保持凉爽和湿润。一些青蛙甚至因此分泌一层又一层的黏液。

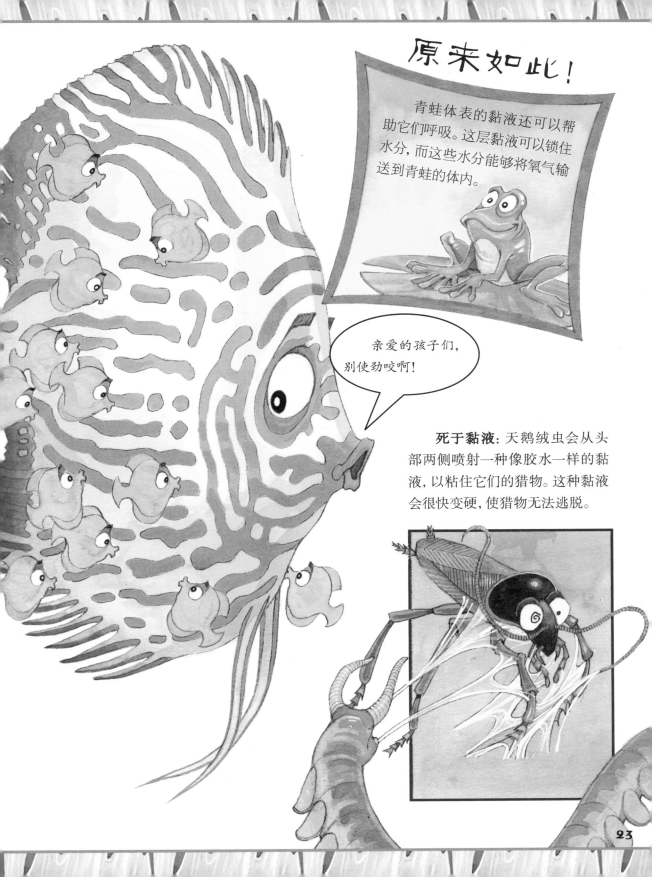

青蛙体表的黏液还可以帮助它们呼吸。这层黏液可以锁住水分,而这些水分能够将氧气输送到青蛙的体内。

亲爱的孩子们,别使劲咬啊!

死于黏液:天鹅绒虫会从头部两侧喷射一种像胶水一样的黏液,以粘住它们的猎物。这种黏液会很快变硬,使猎物无法逃脱。

黏液对我们有用吗？

数个世纪以来，人们一直用鼻涕虫和蜗牛的黏液来治疗疾病。在古希腊，这种黏液被用来治疗皮肤病和胃溃疡，还被溶到糖浆中治疗咳嗽。鼻涕虫的黏液中含有一种麻醉剂，曾被印第安人用来治疗痛。20 世纪 90 年代，智利一位蜗牛饲养者无意中发现其皮肤上的伤口在接触蜗牛后很快愈合了，且没有疤痕。如今，一些化妆品生产商将蜗牛黏液用于制作化妆品。他们声称这种黏液可以用来治疗青春痘（痤疮），还能祛皱、祛疤痕。这么看来，黏液的用处大大的，生活确实少不了它啊！

救救我吧，万分感谢！

治疣：有个土方说，用一只活的鼻涕虫在疣上来回摩擦，然后将这只鼻涕虫钉在荆棘上，随着鼻涕虫逐渐干死，疣也就无影无踪了。

鲸鱼黏液：鲸鱼从呼吸孔排出的东西实际上是它肺里的黏液。科学家打算用无人机收集这些黏液，通过研究这些黏液，可以了解关于鲸鱼的压力水平以及身体状况的许多信息。

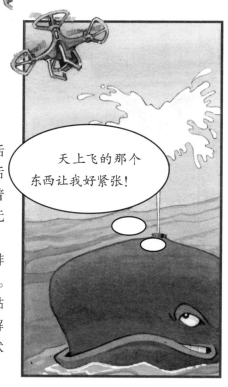

天上飞的那个东西让我好紧张！

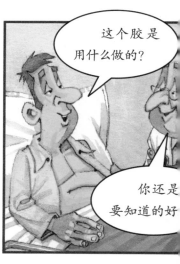

这个胶是用什么做的？

你还是要知道的好

鼻涕虫胶：当鼻涕虫要到某个物体的表面时，它会分泌一种黏性很强的黏液。如今，科学家们正在研究使用这种天然的强力胶水使伤口黏合。

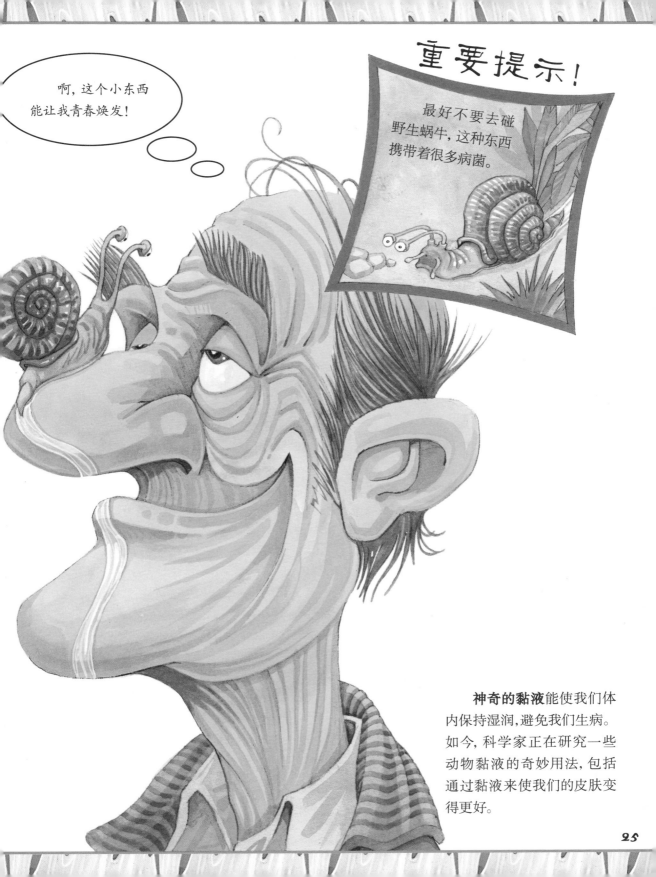

啊，这个小东西
能让我青春焕发！

最好不要去碰
野生蜗牛，这种东西
携带着很多病菌。

神奇的黏液能使我们体
内保持湿润，避免我们生病。
如今，科学家正在研究一些
动物黏液的奇妙用法，包括
通过黏液来使我们的皮肤变
得更好。

术语表

Allergen **致敏原** 导致过敏反应的物质。

Anaesthetic **麻醉剂** 一种能使机体暂时失去痛觉的药物。

Bacteria **细菌** 一种微生物。有些细菌能导致疾病。

Cilia **纤毛** 细胞表面伸出的极微小的、像头发一般的突起。

Cocoon **茧** 一种包裹在生物体表面，用于保护生物体的壳状物质。

Congested **梗塞** 因为黏液堵塞导致呼吸困难。

Cystic fibrosis **囊性纤维化病** 一种由于黏液分泌过多、过稠导致肺部和肠道发生梗阻并感染的疾病。

Fungal infection **真菌感染** 真菌是一类微生物，其中一部分可以致病。真菌感染是指由真菌导致的感染。

Gelatin **吉利丁** 一种用来制作食品、胶水的无色无味的物质。

Humidifier **加湿器** 用来保持空气湿润的设备。

Humour **四种体液之一** 血液质、黏液质、胆汁质、黑胆质之中的一种。

Immune system **免疫系统** 机体对抗感染和中毒的器官和组织。

Inflamed **感染** 身体某一部位因病原体侵入导致的发红、肿胀、发热，常伴随着疼痛。

Lubricate **使润滑** 减少摩擦以使活动更加顺畅。

Mucous membrane **黏膜** 一层分泌黏液的薄薄的组织。

Nasal irrigation **鼻腔冲洗** 将鼻腔中的鼻涕或其他残留物冲洗出来的做法。

Neti pot **洗鼻壶** 用来冲洗鼻腔、减少鼻塞的器具。

Oesophagus **食管** 食物从咽进入胃的通道。

Organic **有机的** 用活的生物制成的。

Parasite **寄生虫** 生活在其他有机体（寄主）的体表或体内，靠从寄主身上获取营养而生存的生物。

Particle **颗粒** 很微小的物质。

Phlegm **痰** 肺部和气管的黏膜分泌的黏液，尤其在感冒时会大量分泌。

Pigment **色素** 使机体具有各种不同颜色的物质。

Pollen **花粉** 花朵产生的极细微的粉状物质。

Sediment **沉淀物（碎屑）** 漂浮在洋流中并最终落在海底的颗粒物。

Ulcer **溃疡** 皮肤或黏膜组织缺损、溃烂。

White blood cell **白细胞** 血细胞的一种，圆形或椭圆形，无色。作用是吞噬病菌、中和病菌分泌的毒素等。

Windpipe **气管** 连接咽和肺的通道。

最会利用黏液的动物

1. 缎带虫会分泌一种很滑的黏液覆盖在体表，以保护自己不被大洋底部的泥层和岩石伤害，也避免自己被捕食者轻易抓到。

2. 蜗牛在冬天时会用黏液裹住壳的开口处，等黏液干了就形成一个盖子，盖子将身体封在壳内，这样它就可以度过寒冬了。

3. 吸血鬼乌贼的进食方式非常奇特。它用绳子一样的触手捕捉海洋中漂浮的碎屑（这些触手最长可达其身长的八倍），随后用触手上的吸盘分泌的黏液将这些碎屑包裹起来，再将一团团黏液揉到一起塞进嘴里。

4. 迪斯科蛤之所以叫这个名字是因为它会发出像迪厅一样的电光来吸引猎物。当猎物靠近时，它会释放一种有毒的黏液杀死猎物。这些电光也能抵挡它的捕食者。

5. 生活在新西兰岩洞里的萤火虫幼虫通过从岩洞顶部垂下一根根由黏液组成的丝线来吸引猎物。当飞蛾或是蜗牛被这些黏糊糊的丝线困住时，萤火虫就将它们拽到岩洞顶部吃掉。

6. 紫罗兰蜗牛是一种海蜗牛，它们用黏液做成筏子，在大海中冲浪。这种黏液是从它们的脚底分泌的，能很快变硬，形成一个充满空气的能漂浮的筏子，有点像塑料泡沫。

7. 箭毒蛙会分泌一种黏性很强的黏液，以便让新孵出的小蝌蚪在迁往热带雨林的漫长而危险的旅途中牢牢地粘在妈妈的后背上。一旦到达目的地，成年蛙就会把蝌蚪放进用巨大树叶做成的水坑里。

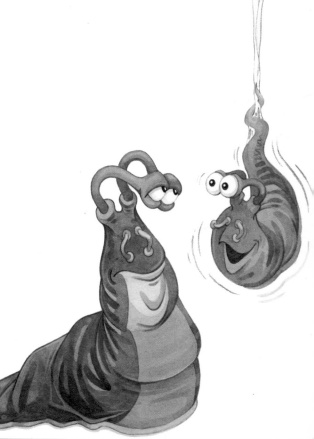

英勇的盲鳗

盲鳗算不上最有魅力的生物。它没有下颌，没有脊椎，靠吃海底死去的动物为生。但它分泌的黏浆却是自然界最不可思议的物质之一，这或许正是盲鳗这种生物能在自然界生存 5 亿年之久的原因吧。

富有弹性的纤维

当盲鳗被捕食者攻击时，它会从体侧的腺体中分泌黏浆。这种黏浆里不仅有黏液，而且含有纤细而极富弹性和韧性的纤维线。这些纤维线约 15 厘米长，只有人的头发丝直径的 1/100，但却比尼龙坚固 10 倍。这些线被紧紧卷成束，一旦接触海水，将它们粘在一起的胶液就会溶解，这些纤维线会迅速松开，只需几秒钟就能将一小团黏浆变成一大坨。这会让它的捕食者又恶心又惊讶！

合成黏浆

科学家们希望通过深入研究盲鳗黏浆的这种神奇特点，研制出一种新型的超强、超弹材料。这种材料可以用于制作很多有用的东西，比如紧身衣、运动服、食品包装、绑带、安全气囊、蹦极绳、防弹背心等。但盲鳗似乎不太适应人工饲养环境，无法进行人工繁殖。所以，科学家们只好试着在实验室里研制合成黏浆。

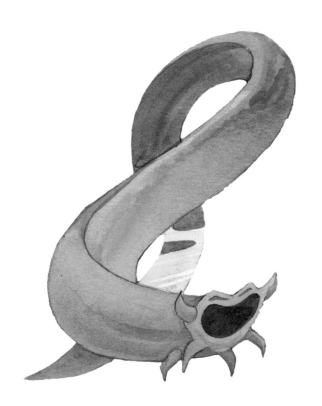

你知道吗?

● 亚历山大·弗莱明因为他的鼻涕偶然滴落到一盘细菌中才发现了能杀死细菌的溶菌酶。

● 古希腊人和中世纪的医生认为大量的痰液能让人变冷淡,换句话说,不易动感情。

● "黏液恐惧症"是指害怕黏液。

● 一种叫作 Octochaetus multiporus 的新西兰蚯蚓会喷射一种橙黄色的荧光黏液,这种黏液在黑暗中会发光!

● 鼻涕之所呈现绿色是因为中性粒细胞的存在。一个成年人平均每天可以产生 100 万亿中性粒细胞。

● 英国小镇诺丁汉得名于一位名叫 Snot(鼻涕)的盎格鲁-撒克逊酋长。这个镇子原名为 Snotengaham,意为 Snot 人的家园。1086 年,诺曼人征服了该小镇,将小镇名字前的 S 去掉了。

● 蜗牛分泌黏液会消耗它们近 1/3 的体力。为了节省体力,它们有时会故意沿着已有的黏液痕迹走。

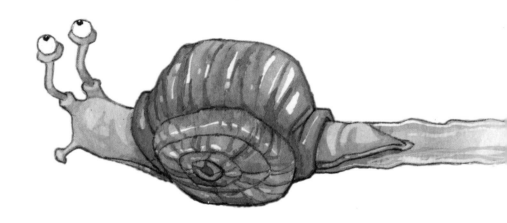

致 谢

"身边的科学真好玩"系列丛书在制作阶段，众多小朋友和家长集思广益，奉献了受广大读者欢迎的书名。在此，特别感谢妞宝、高启智、刘炅、小惜、王佳腾、萌萌、瀚瀚、阳阳、陈好、王梓博、刘睿宸、李若瑶、丁秋霖、文文、佐佐、任千羽、任则宇、壮壮、毛毛、豆豆、王基烨、长亦尧、王逍童、李易恒等小朋友。

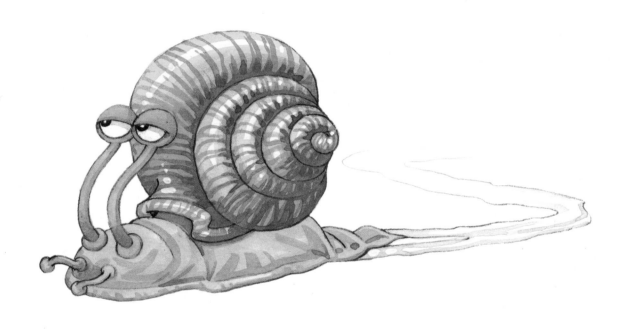